# 44 Soluzioni veloci ed efficaci per la diarrea e i dolori allo stomaco:

## 44 Ricette per aiutarti a recuperare in poco tempo

Di

Joe Correa CSN

## DIRITTO D'AUTORE

## RINGRAZIAMENTI

Questo libro è dedicato ai miei amici e parenti che hanno avuto malattie lievi o gravi e che mi hanno permesso di trovare una soluzione e apportare le modifiche necessarie alle loro vite.

# 44 Soluzioni veloci ed efficaci per la diarrea e i dolori allo stomaco:

## 44 Ricette per aiutarti a recuperare in poco tempo

Di

Joe Correa CSN

# CONTENUTI

Diritto d'autore

Ringraziamenti

Cenni sull'autore

Introduzione

44 Soluzioni veloce ed efficaci per la diarrea e i dolori allo stomaco: 44 Ricette per aiutarti a recuperare in poco tempo

Altri titoli dell'autore

# CENNI SULL'AUTORE

Dopo anni di ricerca, credo onestamente negli effetti positivi che una corretta alimentazione può avere su tutto il corpo e sulla mente. La mia conoscenza ed esperienza mi hanno aiutato a vivere in modo più sano nel corso degli anni e ho condiviso questo metodo con la famiglia e gli amici. Quanto più si sa di mangiare e bere sano, tanto prima si vorranno cambiare gli stili di vita e le abitudini alimentari.

La nutrizione è una parte fondamentale nel processo di mantenersi in buona salute e vivere più a lungo, quindi meglio iniziare da subito. Il primo passo è il più importante e il più significativo.

# INTRODUZIONE

44 Soluzioni veloce ed efficaci per la diarrea e i dolori allo stomaco: 44 Ricette per aiutarti a recuperare in poco tempo

Di Joe Correa CSN

Diarrea e crampi allo stomaco sono le infezioni batteriche o virali di solito causate da cibo o acqua di qualità scadente. Tuttavia, i problemi frequenti o costanti possono essere delle serie condizioni mediche che devono essere trattate in ospedale. Questi problemi di salute richiedono una dieta equilibrata ricca di fibre e Carboidrati sani, probiotici, proteine equilibrate e grassi buoni. In altre parole, il tuo corpo ha bisogno di liberarsi delle tossine nel tuo intestino e il modo migliore è sempre quello più naturale, attraverso il cibo.

Il nostro tratto gastrointestinale è un ecosistema complesso con un particolare equilibrio tra microflora ospite e intestinale, composta da anaerobi facoltativi e obbligatori. La microflora intestinale ha un ruolo importante per:

✓ creare un potente sistema immunitario

✓ sviluppare una morfologia intestinale normale
✓ mantenere una buona risposta infiammatoria immuno-mediata cronica
✓ supportare la funzione di difesa della mucosa intestinale contro gli allergeni
✓ aiutare a prevenire l'attacco dei microrganismi patogeni

Circa il 40% delle persone ha qualche problema con il tratto gastrointestinale. Questi sono i quattro sintomi più comuni quando qualcosa si trova in disequilibrio nel tuo intestino:

1. dolori addominali

2. diarrea

3. indigestione

4. bruciore di stomaco

Tuttavia, questi sintomi possono essere facilmente trattati con questi semplici adattamenti nello stile di vita: cambia la tua dieta ed evita lo stress. Un sacco di rimedi farmaceutici possono portarti un sollievo a breve termine, ma bisogna tenere a mente che solo un grande cambiamento nello stile di vita potrà effettivamente risolvere il problema e avere un effetto significativo sulla tua salute.

Queste ricette amiche dell'intestino si basano su ingredienti sani e sono accuratamente progettate per seguire il tuo nuovo regime. Troverai un sacco di idee culinarie che funzionano bene per la prima colazione, il pranzo, la cena, per insalate e spuntini. L'obiettivo principale di questo libro è di indottarti con ingredienti sani, verdi e organici. Queste ricette si concentrano sulla rimozione del liquame dei prodotti chimici e altri ingredienti non sani che si trovano solitamente negli alimenti trasformati e possono offrirti sane alternative tra cui scegliere.

Assicurati di provarle tutte!

# 44 SOLUZIONI VELOCI ED EFFICACI PER LA DIARREA E I DOLORI ALLO STOMACO: 44 RICETTE PER AIUTARTI A RECUPERARE IN POCO TEMPO

## Ricette per la colazione

## 1.    Uova con pomodoro e cipollotti

**Ingredienti:**

3 uova intere

1 pomodoro di medie dimensioni, affettato

3 cipollotti, tritati

¼ di cucchiaino di sale

¼ cucchiaino di pepe di Caienna

2 cucchiai di burro

**Preparazione:**

Sciogliere il burro in una padella antiaderente a una temperatura medio-alta. Aggiungere le cipolle e soffriggere per 2 minuti.

Ora aggiungere le fette di pomodoro, sale e pepe di Caienna. Saltare in padella le fette di pomodoro per circa un minuto, uno per lato.

Nel frattempo, sbattere le uova e metterle nella padella a friggere. Cuocere per circa 30 secondi.

Informazioni nutrizionali per porzione: Kcal: 257, Proteine: 19g, Carboidrati: 5g, Grassi: 17g

## 2.    Polpette proteiche con avena

**Ingredienti:**

1 tazza e ½ di fiocchi d'avena

½ tazza di burro di arachidi

¼ di tazza di mandorle tritate

3 cucchiai di miele

1 cucchiaio di semi di chia tritati

1 cucchiaio di estratto di vaniglia

3 tazze di latte

**Preparazione:**

Mettere una tazza di fiocchi d'avena in una ciotola. Aggiungere gli altri ingredienti secchi e mescolare insieme.

A questo punto aggiungere il burro di arachidi e il miele. Mescolare bene e versare delicatamente il latte e l'estratto di vaniglia. Forma le palline con le mani, passarle con la restante avena e mettere in frigorifero per circa 30 minuti.

Informazioni nutrizionali per porzione: Kcal: 425, Proteine: 31g, Carboidrati: 48g, Grassi: 10.5g

## 3.    Palline di cioccolato

**Ingredienti:**

1 tazza di mandorle tritate

½ tazza di burro di arachidi

½ tazza di miele

2 cucchiai di semi di chia tritati

¼ di tazza di cacao in polvere

¼ di tazza di cioccolato fondente grattugiato

¼ tazza di latte

**Preparazione:**

Unire gli ingredienti in una ciotola e mescolare bene per unire. Formare le palline con le mani e mettere in frigo per circa 30 minuti.

Informazioni nutrizionali per porzione: Kcal: 430, Proteine: 27g, Carboidrati: 50 g, Grassi: 11g

## 4.    Frittata di spinaci

**Ingredienti:**

3 uova, intere e sbattute

½ tazza di formaggio Cottage

½ tazza di cipolla, pelata e tritata

1 tazza di spinaci freschi, tritati finemente

1 cucchiaio di olio d'oliva

Sale e pepe a piacere

**Preparazione:**

Far scaldare l'olio d'oliva a temperatura media. Mescolare-soffriggere la cipolla fino a renderla trasparente.

Rompere le uova e mescolare bene con una forchetta. Aggiungere un po' di sale e pepe. Sbattere in 1 tazza di spinaci freschi e ½ tazza di ricotta. Versare le uova uniformemente in una padella e ridurre il calore. Cuocere per circa 2 minuti, mescolando continuamente.

Informazioni nutrizionali per porzione: Kcal: 470, Proteine: 32g, Carboidrati: 9.5g, Grassi: 21g

## 5.    Marmellata di fichi fatta in casa

**Ingredienti:**

1 libbra di fichi secchi, tagliati in piccoli pezzi

6 cucchiai di stevia in polvere

2 cucchiai di succo di limone fresco

1 tazza di latte

**Preparazione:**

In una piccola casseruola, unire fichi, stevia, e succo di limone fresco. Aggiungere 1/2 tazza di latte e portare ad ebollizione.

Ridurre il fuoco al minimo e aggiungere il latte rimanente. A seconda dei gusti, è possibile aggiungere un po' di latte. Cuocere per circa 20 minuti. Al termine, trasferire in un robot da cucina e frullare fino ad avere un impasto omogeneo.

Informazioni nutrizionali per porzione: Kcal: 300, Proteine: 5g, Carboidrati: 66g, Grassi: 1g

## 6.    Semi di zucca e fiocchi d'avena

**Ingredienti:**

1 tazza di fiocchi d'avena

1 cucchiaio di semi di zucca

2 tazze di latte scremato

½ tazza di acqua

2 albumi

½ tazza di sciroppo d'acero

1 cucchiaino di cannella, in polvere

**Preparazione:**

Preriscaldare il forno a 350 gradi F. Diffondere i semi di zucca su una teglia da forno e tostarli per circa 5-6 minuti. Dovranno avere un bel colore leggermente marrone.

Bollire le 2 tazze di latte scremato e ½ tazza di acqua a temperatura elevata. Aggiungere avena, albume d'uovo e mescolare bene. Cuocere per altri 7 minuti, o fino a quando l'avena sarà cotta. Incorporare i semi di zucca. Togliere dal fuoco e lasciar riposare per 10 minuti. Servire con un po' di cannella spolverata.

Informazioni nutrizionali per porzione: Kcal: 168, Proteine: 5,1 g, Carboidrati: 30 g, Grassi: 1.9g

## 7.    Frutti di Bosco con Muesli

**Ingredienti:**

1 tazza di fiocchi d'avena

¼ tazza di succo di mela fresco

½ tazza di frutti di bosco

2 cucchiai di miele

1 tazza di latte

**Preparazione:**

Mettere l'avena in una grande ciotola. Aggiungere succo di mela fresco e latte. Coprire e lasciar riposare in frigorifero per circa un'ora.

Aggiungere il miele e mescolare bene. Cospargere con frutti di bosco e servire.

Informazioni nutrizionali per porzione: Kcal: 281, Proteine: 10g, Carboidrati: 48g, Grassi: 4g

## 8.    Colazione con tonno

**Ingredienti:**

1 filetto di tonno di medie dimensioni

1 piccola cipolla, pelata

3 cucchiai di olio d'oliva

¼ di cucchiaino di pepe nero

¼ di cucchiaino di sale marino

1 cucchiaino di rosmarino secco

**Preparazione:**

Lavare e asciugare il filetto. Tagliare a pezzi di un boccone e mettere da parte.

Far scaldare l'olio in una padella larga e aggiungere le costolette di tonno. Far cuocere per una decina di minuti mescolando continuamente. Togliere dal fuoco.

Nel frattempo, unire gli ingredienti in un frullatore. Aggiungere il tonno e mescolare bene per circa 30 secondi. Servire!

Informazioni nutrizionali per porzione: Kcal: 275, Proteine: 26g, Carboidrati: 0g, Grassi: 19g

## 9.     Fette di melanzane alla griglia

**Ingredienti:**

1 melanzana grande

3 uova

¼ di cucchiaino di sale marino

1 cucchiaio di olio d'oliva

½ cucchiaino di cannella

**Preparazione:**

Sbucciare le melanzane e tagliarle a fette. Cospargere un po' di sale su entrambi i lati. Lasciar riposare per circa 15 minuti. Nel frattempo, mescolare le uova con cannella in una grande ciotola. Far scaldare l'olio in padella a temperatura media.

Mettere le fette di melanzana nel composto di uova. Fare qualche buco con un coltello per consentire alla miscela di permeare le melanzane. Friggere fino a renderle dorate, su ciascun lato. Questo dovrebbe richiedere circa 10 minuti. Servire le fette di melanzana calde.

Informazioni nutrizionali per porzione: Kcal: 65, Proteine: 3.8g, Carboidrati: 9g, Grassi: 3.6g

## 10.    Uova strapazzate con curcuma

**Ingredienti:**

2 uova

1 albume d'uovo

1 cucchiaio di olio d'oliva

1 cucchiaino di curcuma in polvere

Sale e pepe a piacere

**Preparazione:**

Ungere la padella con olio d'oliva. Riscaldare a fuoco medio-alto. Nel frattempo, sbattere insieme le uova, l'albume d'uovo e la curcuma. Aggiungere un po' di sale e pepe e friggere per qualche minuto.

Informazioni nutrizionali per porzione: Kcal: 71, Proteine: 21g, Carboidrati: 2g, Grassi: 8g

## Ricette per il pranzo

## 11. Tortellini con la salsa di formaggio

### Ingredienti:

1 (16 once) pacchetto congelato di tortellini al formaggio (scegliere farina di riso, tortellini vegani)

3 tazze di brodo vegetale

1 tazza di anacardi

2 cucchiai di panna da cucina montata, senza lattosio

100 g di tofu, grattugiato

¼ cucchiaino di pepe di Caienna

Una manciata di prezzemolo fresco tritato

### Preparazione:

In una pentola profonda, portare 3 tazze di brodo vegetale a bollore. Aggiungere i tortellini al formaggio congelati e cuocere per 3-4 minuti. (Il tempo di cottura dipende dai tortellini. Utilizzare le istruzioni sulla confezione). Togliere dal fuoco e gettare l'acqua.

Ridurre il fuoco al minimo e aggiungere il tofu grattugiato. Versare lentamente gli anacardi, panna da cucina montata e pepe di Caienna. Far cuocere per un paio di minuti.

Trasferire i tortellini su un piatto, cospargere di salsa di formaggio e prezzemolo tritato.

Servire caldo.

Informazioni nutrizionali per 1 porzione: Kcal: 521 Proteine: 28g, Carboidrati: 56.4g, Grassi: 13g

## 12.  Fagioli in pentola a pressione

**Ingredienti:**

1 ½ chilo di fagioli, precotti

2 carote di medie dimensioni, affettate

1 grande peperone rosso, tritato

2 cipolle di medie dimensioni, affettate

5 spicchi di aglio, tritati

3 piccoli pomodori a fette

1 tazza di salsa di pomodoro

1 piccolo peperoncino

1 tazza di sedano affettato

2 cucchiai di olio d'oliva

7 bicchieri di acqua

**Preparazione:**

Con il coperchio della pentola aperto, scaldare l'olio d'oliva. Mescolare-soffriggere la cipolla per 2 minuti.

Aggiungere le carote a fette, pepe e aglio. Cuocere per circa 10 minuti a temperatura elevata. Quindi aggiungere pomodori, salsa di pomodoro, e 1 altro bicchiere di acqua calda.

Aggiungere i fagioli precotti e 5 bicchieri di acqua. A questo punto aggiungere pepe sedano e peperoncino.

Bloccare saldamente il coperchio della pentola a pressione e cuocere per 10 minuti dopo il fischio.

Informazioni nutrizionali per 1 porzione: Kcal: 356 Proteine: 9g, Carboidrati: 49g, Grassi: 6g

## 13.    Pollo arrosto

**Ingredienti:**

1 pollo intero

1 cucchiaino di sale

**Preparazione:**

Lavare e pulire il pollo. Uniformemente, cospargere il sale in tutto il pollo.

Preriscaldare il forno a 350 gradi F. Porre il pollo in una teglia, con carta da forno sul fondo.

Arrostire per circa un'ora.

Informazioni nutrizionali per 1 porzione: Kcal: 371 Proteine: 38g, Carboidrati: 0g, Grassi: 16g

## 14. Riso marocchino

**Ingredienti:**

1 tazza di riso integrale

2 cucchiai di olio extravergine d'oliva

2 carote medie, grattugiate

1 pomodoro piccolo, pelato e tritato

1 cucchiaio di spezie marocchine

1 cipolla di medie dimensioni, pelata e tritata

6-7 albicocche secche, dimezzate

**Preparazione:**

In una pentola profonda, portare 3 tazze di acqua al punto di ebollizione. Aggiungere il riso, ridurre il fuoco al minimo e far cuocere fino a quando l'acqua sarà evaporata. Togliere dal fuoco.

Far scaldare l'olio in una padella. Aggiungere la cipolla e soffriggere fino a renderle trasparenti. A questo punto aggiungere il pomodoro, albicocche, e le spezie marocchine. Far cuocere per altri cinque minuti e aggiungere il riso. Mescolare bene per unire.

Cospargere con carote grattugiate e servire.

Informazioni nutrizionali per 1 porzione: Kcal: 435
Proteine: 15.9g, Carboidrati: 67g, Grassi: 6,3 g

## 15.    Broccoli stufati

**Ingredienti:**

100 g di broccoli freschi

Una manciata di prezzemolo fresco tritato

1 cucchiaino di timo secco

1 cucchiaio di succo di limone fresco

¼ cucchiaino di peperoncino in polvere

3 cucchiai di olio d'oliva

1 cucchiaio di anacardi

**Preparazione:**

Mettere i broccoli in una pentola profonda e versare acqua sufficiente a coprirli. Portare ad ebollizione e cuocere finché saranno teneri. Togliere dal fuoco e scolare.

Trasferire in un robot da cucina. Aggiungere prezzemolo fresco, timo, e circa ½ tazza di acqua. Triturare fino ad avere un impasto omogeneo. Rimettere in pentola e aggiungere un po' di acqua. Portare ad ebollizione e cuocere per alcuni minuti, a bassa temperatura.

Mescolare la crema di olio e gli anacardi, cospargere di peperoncino e aggiungere il succo di limone fresco. Servire caldo.

Informazioni nutrizionali per 1 porzione: Kcal: 72 Proteine: 12g, Carboidrati: 15.8g, Grassi: 8g

## 16.    Maccheroni e tonno light

**Ingredienti:**

1 tazza di tonno tritato

½ tazza di marmellata di anacardi fatta in casa

2 tazze di maccheroni di farina di riso

1 cucchiaino di sale marino

1 cucchiaino di olio d'oliva

1 cucchiaio di olio di colza

Pochi olive per la decorazione (opzionale)

**Preparazione:**

Versare 3 tazze di acqua in una pentola. Portare a ebollizione e aggiungere maccheroni e sale. Far bollire i maccheroni per circa 3 minuti (i maccheroni farina di riso richiedono meno tempo). È inoltre possibile utilizzare le istruzioni riportate sulla confezione per cuocere i maccheroni, se non si è sicuri. Togliere dal fuoco e scolare.

In una ciotola, unire il tonno con la crema di anacardi. Schiacciare bene con una forchetta.

In una grande casseruola, unire l'olio d'oliva con l'olio di colza. Riscaldare a una temperatura media e aggiungere la miscela di tonno. Friggere per circa 15-20 minuti mescolando ogni tanto. Aggiungere i maccheroni e mescolare bene. Coprire la casseruola e permettere ai maccheroni di scaldarsi. Servire caldo con alcune olive.

Informazioni nutrizionali per porzione: Kcal: 224, Proteine: 33g, Carboidrati: 44.3g, Grassi: 12g

## 17.  Barbecue di pollo all'arancia

**Ingredienti:**

2 chili di pollo

2 cipolle medie, tritate

2 piccoli peperoncini

1 tazza di brodo di pollo

¼ di tazza di succo d'arancia fresco

1 cucchiaino di estratto di arancia

2 cucchiai di olio d'oliva

1 cucchiaino di mix di spezie per barbecue

1 piccola cipolla rossa tritata

**Preparazione:**

Far scaldare l'olio in una grande casseruola. Aggiungere le cipolle tritate e friggere per alcuni minuti, a temperatura media - fino a doratura.

Unire peperoncino, succo d'arancia e estratto di arancia. Mescolare bene in un robot da cucina per 20-30 secondi. Aggiungere il composto in una casseruola e mescolare bene. Ridurre il calore e cuocere a fuoco lento.

Cospargere il pollo con mix per barbecue e il condimento precedente, e mettere in una casseruola. Aggiungere il brodo di pollo e portare ad ebollizione. Cuocere a una temperatura media fino a quando l'acqua evapora. Togliere dal fuoco.

Preriscaldare il forno a 350 gradi F. Mettere il pollo in una grande teglia. Cuocere per circa 15 minuti per ottenere una pelle bella croccante, dal colore marrone dorato.

Informazioni nutrizionali per porzione: Kcal: 170 Proteine: 38g, Carboidrati: 11g, Grassi: 21g

## 18.    Bistecca di vitello alla griglia con verdure

### Ingredienti:

1 chilo di bistecche di vitello, spesse circa 1 pollice

1 peperone rosso medio

1 peperone verde medio

1 piccola cipolla

3 cucchiai di olio d'oliva

Sale e pepe a piacere

### Preparazione:

Lavare e asciugare la bistecca con una carta da cucina. Riscaldare l'olio d'oliva a media temperatura e friggere la carne per circa 20 minuti (circa 10 per lato). Togliere dal fuoco e mettere da parte.

Lavare e tagliare le verdure a listarelle sottili. Aggiungete un po' di sale e pepe. Cuocere per circa 15 minuti mescolando continuamente.

Servire subito.

Informazioni nutrizionali per porzione: Calorie: 309 Proteine: 17g, Carboidrati: 35g, Grassi: 7.1g

## 19.    Facile Spezzatino di pollo

**Ingredienti:**

1 chilo di cosce di pollo

3 tazze di brodo di pollo

3 cipolle rosse, tritate

2 carote grandi, tritate

2 patate dolci medie

½ cucchiaino di sale

¼ cucchiaino di pepe

**Preparazione:**

Mettere gli ingredienti in una pentola profonda. Aggiungere il brodo di pollo e condire con sale e pepe.

Impostare il fuoco al minimo e far cuocere per circa due ore, o fino a quando la carne è bella morbida.

Informazioni nutrizionali per porzione: Kcal 490 Proteine: 62g, Carboidrati: 23g, Grassi 39g

## 20.    Arrosto di agnello con riso

**Ingredienti:**

2 chili di costolette di agnello, disossate

1 tazza di riso integrale

2 ½ tazza di acqua

1 cucchiaino di curcuma in polvere

5 cucchiai di olio d'oliva

¼ di tazza di succo di limone

3 spicchi d'aglio, tritati

½ cucchiaino di sale marino

½ cucchiaino di pepe macinato

1 cucchiaio di farina di riso

¼ di tazza di acqua

**Preparazione:**

Far bollire 2 ½ tazze di acqua e aggiungere il riso. Cuocere a temperatura media per circa 10 minuti, o fino a quando l'acqua evapora. Togliere dal fuoco e aggiungere la curcuma in polvere. Questo darà al riso un bel colore dorato, ma servirà anche ad aggiungere alcune sorprendenti valori nutrizionali al cibo. Coprire il riso e mettere da parte.

Lavare e asciugare le costolette. Far scaldare l'olio d'oliva a temperatura media. Aggiungere le costolette in una padella e far cuocere per circa 10 minuti su ogni lato. Ridurre il fuoco al minimo e aggiungere la farina di riso, l'aglio tritato, il succo di limone, sale, pepe e un po' d'acqua (¼ tazza dovrebbe essere sufficiente). Mescolare bene e cuocere per circa 15 minuti.

Servite con riso.

Informazioni nutrizionali per porzione: Calorie: 411 Proteine: 45g, Carboidrati: 19g, Grassi: 21g

**Ricette per la cena:**

## 21.    Fette di salmone marinato

**Ingredienti:**

2 chili di salmone fresco, tagliato a fette da 1 pollice

1 bicchiere di olio extra vergine di oliva

3 cucchiai di succo di limone appena spremuto

1 cucchiaio di rosmarino tritato

1 cucchiaino di origano secco, in polvere

1 foglia di alloro secca, schiacciata

1 cucchiaino di sale

1 cucchiaio di pepe di Caienna

**Preparazione:**

Unire l'olio d'oliva con succo di limone, rosmarino tritato, origano secco, alloro, sale e pepe di Caienna. Mescolare bene per unire.

Utilizzando un pennello da cucina, stendere il composto sopra il salmone a fette. Lasciare riposare per circa 10-15 minuti.

Nel frattempo, preriscaldare il tegame a fuoco medio-alto. Grigliare le fette di salmone per 3 minuti, su ogni lato.

Informazioni nutrizionali per porzione: Calorie: 261 Proteine: 26g, Carboidrati: 0g, Grassi: 16g

## 22.    Orata al limone

**Ingredienti:**

1 pezzo di orata fresca

1 tazza di olio d'oliva

½ limone, a fette

¼ di tazza di succo di limone appena spremuto

1 cucchiaino di rosmarino secco, in polvere

1 cucchiaio di prezzemolo fresco tritato

3 spicchi d'aglio, schiacciati

¼ di cucchiaino di sale marino

**Preparazione:**

Lavare e pulire il pesce. Asciugarlo e tagliarlo a metà.

Unire l'olio d'oliva, succo di limone, rosmarino secco, prezzemolo fresco, spicchi d'aglio schiacciati, e sale marino in una grande ciotola. Immergere il pesce in questo sugo e lasciare in frigorifero per almeno 30 minuti (può riposare in frigorifero fino a 2 ore).

Nel frattempo, preriscaldare il forno a 300 gradi F. Stendere po' di olio d'oliva una teglia da forno e mettere da parte.

Togliere il pesce dal frigorifero e trasferirlo in una teglia da forno. Aggiungere un po' della marinata e far cuocere per circa 30 minuti.

Togliere dal forno, cospargere con un po' di marinata e servire con fette di limone e alcune verdure a scelta.

**Informazioni nutrizionali per porzione:** Calorie: 175 Proteine: 31g, Carboidrati: 0,50g, Grassi: 21g

## 23.    Risotto di verdure

**Ingredienti:**

1 tazza di riso integrale

1 carota di medie dimensioni, affettata

1 zucchina media, a fette

1 pomodoro piccolo, tritato grossolanamente

½ piccole melanzane, affettate

1 piccolo peperone rosso, affettato

3 cucchiai di olio extra vergine di oliva

½ cucchiaino di sale

1 cucchiaino di maggiorana secca

**Preparazione:**

Mettere il riso in una pentola profonda. Aggiungere 2 tazze di acqua e portare ad ebollizione. Ridurre il calore e far cuocere fino a quando l'acqua evapora. Mescolare di tanto in tanto.

Riscaldare un cucchiaio di olio d'oliva a fuoco medio-alto. Aggiungere le carote a fette e soffriggere per 3-4 minuti, mescolando continuamente. Miscelare con il riso.

Incorporare il rimanente olio d'oliva, zucchine, pomodori, melanzane, peperoncino, sale e origano. Aggiungere una tazza di acqua e continuare la cottura per altri 10 minuti.

Informazioni nutrizionali per porzione: Calorie: 220 Proteine: 6g, Carboidrati: 51g, Grassi: 7.8g

## 24.    Broccoli alla griglia

**Ingredienti:**

200 g di broccoli freschi

Pepe nero macinato fresco a piacere

Prezzemolo fresco tritato

3 cucchiai di olio d'oliva

**Preparazione:**

Far scaldare l'olio in una padella larga per griglia. Mettere i broccoli e grigliare per 5-6 minuti, o fino a cuocerli del tutto.

Trasferirli su di un piatto e cospargere con un po' di pepe e prezzemolo. Servire caldo.

Suggerimento:

Unire il prezzemolo tritato con uno spicchio d'aglio.

Informazioni nutrizionali per 1 porzione: Kcal: 40 Proteine: 3.2g, Carboidrati: 7,5 g, Grassi: 3g

## 25. Trota alla griglia

**Ingredienti:**

300 g di bistecche di trota fresca

¼ di tazza di foglie di coriandolo fresco tritato

2 spicchi d'aglio, tritati

¼ di tazza di cucchiai di succo di limone

½ cucchiaino di paprika piccante

½ cucchiaino di cumino macinato

½ cucchiaino di peperoncino in polvere

Pepe nero macinato a piacere

**Preparazione:**

Aggiungere coriandolo, aglio schiacciato, paprika, cumino, peperoncino in polvere, e succo di limone in un robot da cucina e accenderlo per unire il tutto.

Trasferire il composto in una ciotola, aggiungere il pesce e mescolare delicatamente per ricoprire il pesce in modo uniforme con la salsa. Raffreddare per almeno 2 ore per consentire al sapore di penetrare nel pesce.

Togliere il pesce dal frigorifero e preriscaldare il tegame. Posizionare il pesce e grigliare per circa 3 a 4 minuti per parte.

Togliere il pesce dalla griglia, trasferire su un piatto di portata e servire con limone o alcune verdure a scelta.

Informazioni nutrizionali per 1 porzione: Kcal: 143 Proteine: 21g, Carboidrati: 0g, Grassi: 7g

## 26. Zucchine grigliate

**Ingredienti:**

4 belle zucchine

¼ di tazza di succo di limone fresco

¼ di cucchiaino di sale marino

1 cucchiaino di rosmarino secco

¼ cucchiaino di pepe nero macinato al momento

**Preparazione:**

Sbattere insieme succo di limone, sale marino, rosmarino e pepe nero. Lavare le zucchine. Tagliare a fettine sottili. Spennellare ogni fetta con questa miscela.

Preriscaldare una padella antiaderente o una griglia elettrica, su una temperatura medio-alta. Grigliare le zucchine per diversi minuti su ogni lato. Servirle calde.

Informazioni nutrizionali per 1 porzione: Kcal: 18 Proteine: 1.3g, Carboidrati: 3.8g, Grassi: 0,2 g

## 27.　Gamberi alla griglia

**Ingredienti:**

900 g di grandi gamberi freschi

3 cucchiai di olio extravergine d'oliva

Sale marino a piacere

**Preparazione:**

Assicurarsi di utilizzare il miglior olio extra-vergine di oliva per ottenere il massimo sapore.

Scaldare un po' di olio d'oliva in una padella per griglia, a fuoco medio-alto. Tre cucchiai saranno sufficienti. Mettere i gamberetti e grigliare per 5 minuti, girando a metà cottura.

Togliere dal fuoco e utilizzare un foglio di carta da cucina per assorbire l'olio in eccesso.

Trasferire su di un piatto e cospargere con un po' di sale. Servire subito.

Informazioni nutrizionali per porzione: Kcal: 224, Proteine: 27.1g, Carboidrati: 10g, Grassi: 5g

Per aggiungere un sapore in più:

L'olio extra vergine di oliva è sicuramente uno dei miei ingredienti preferiti negli alimenti. Il suo sapore tenero e un profumo unico, non sono però l'unico motivo per cui questo oro liquido è così popolare. L'olio di oliva è ricco di antiossidanti e grassi sani. I suoi benefici per la salute sono qualcosa su cui sono tutti d'accordo. Un filo d'olio d'oliva in questo pasto proteico proteggerà il cuore e i vasi sanguigni. E per rendere le cose ancora più interessanti, cospargendo di aglio e prezzemolo tritato trasformerai questi gamberi in una poesia di sapori.

In una piccola ciotola, unire 1 tazza di olio di oliva con 1 cucchiaio di prezzemolo tritato, 2 spicchi d'aglio schiacciati, 1 cucchiaino di rosmarino secco, ½ cucchiaino di sale, ¼ cucchiaino di pepe. Utilizzare per marinare i gamberetti prima di cuocerli.

Cospargere due cucchiai di questa marinata sopra i gamberi alla griglia. Sapori perfetti ad ogni boccone!

## 28.    Stufato di spinaci

**Ingredienti:**

300 g di spinaci freschi

2 cucchiai di coriandolo fresco tritato finemente

1 cucchiaino di aceto di mele

3 cucchiai di olio extra vergine di oliva

Acqua

**Preparazione:**

Riempire una pentola capiente con acqua e portare a ebollizione. Lavare gli spinaci e aggiungerli alla pentola. Coprire e ridurre il calore al minimo. Far cuocere per circa 2-3 minuti, fino a quando gli spinaci saranno appassiti.

Togliere dal fuoco e scolare. Lasciar raffreddare per un po'.

Trasferire gli spinaci in una padella. Aggiungere l'olio d'oliva e saltare in padella per qualche minuto, mescolando continuamente. Togliere dal fuoco e condire con coriandolo fresco e aceto di mele.

Informazioni nutrizionali per porzione: Kcal: 38, Proteine: 3g, Carboidrati: 5g, Grassi: 7g

## 29.    Involtini di lattuga

**Ingredienti:**

1 libbra di carne di salmone tritata

1 cucchiaio di condimento di verdure miste

¼ di tazza di cipolla rossa tritata

2 cucchiai di peperone, tritato

½ tazza di passata di pomodoro

8 grandi foglie di lattuga iceberg

½ tazza di crema di anacardi

Olio d'oliva

½ tazza di acqua o brodo di pollo

**Preparazione:**

Far scaldare l'olio in una padella antiaderente a temperatura medio-alta. Aggiungere la polpa di salmone e cuocere per 5 minuti, mescolando continuamente. Incorporare il condimento vegetale, cipolla, peperone e passata di pomodoro e far cuocere per 5 minuti. Versare in acqua o brodo, coprire con il coperchio e portare ad ebollizione. Ridurre il fuoco al minimo e far cuocere per circa 20 minuti, o fino a quando il liquido si è ridotto della metà. Togliere la padella dal fuoco e metterla da parte.

Preparare le foglie di lattuga e metterle su un piano di lavoro. Porre la polpa nelle 6-8 foglie di lattuga. Aggiungere la crema di anacardi e avvolgere.

Informazioni nutrizionali per porzione: Kcal: 249, Proteine: 20.5g, Carboidrati: 7g, Grassi: 16g

## 30. Bistecche di tonno alla griglia

**Ingredienti:**

¼ di tazza di foglie di coriandolo fresco tritato

3 spicchi d'aglio, tritati

2 cucchiai di succo di limone

½ tazza di olio d'oliva

4 tranci di tonno

½ cucchiaino di paprika affumicata

½ cucchiaino di cumino macinato

½ cucchiaino di peperoncino in polvere

Sale e pepe nero

**Preparazione:**

Aggiungere il coriandolo, aglio, peperoncino, cumino, peperoncino in polvere e succo di limone in un robot da cucina e frullare per unire. A poco a poco aggiungere l'olio e mescolare gli ingredienti fino ad ottenere un impasto omogeneo.

Trasferire il composto in una ciotola, aggiungere il pesce e mescolare delicatamente per ricoprire il pesce in modo uniforme con la salsa. Raffreddare per almeno 2 ore per permettere ai sapori di penetrare nel pesce.

Togliere il pesce dal frigorifero e preriscaldare il grill. Spennellare la griglia con olio, mettere il pesce a grigliare per circa 3 o 4 minuti per ogni lato.

Togliere il pesce dalla griglia, trasferirlo su un piatto di portata e servire con spicchi di limone o alcune verdure.

Informazioni nutrizionali per porzione: Kcal: 110, Proteine: 25g, Carboidrati: 0g, Grassi: 4g

## Ricette di insalate

## 31.   Insalata di cetrioli

**Ingredienti:**

200 g di cetriolo, pelato e affettato

1 cucchiaio di succo di lime fresco

3 cucchiai di olio extra vergine di oliva

2 cucchiai di prezzemolo tritato

2 spicchi d'aglio

½ cucchiaino di sale

¼ cucchiaino di pepe nero macinato al momento

**Preparazione:**

Sbucciare e affettare il cetriolo. Trasferire in un piatto da portata. Unire l'olio di oliva con succo fresco di lime, prezzemolo tritato, spicchi d'aglio schiacciati, sale e pepe. Mescolare bene per unire. Versare il composto sopra il cetriolo e lasciar riposare in frigorifero per circa un'ora prima di servire.

Informazioni nutrizionali per porzione: Kcal: 121, Proteine: 2g, Carboidrati: 3g, Grassi: 13g

## 32.   Insalata di riso

**Ingredienti:**

1 tazza di riso integrale per insalata

3 cipollotti, tritati finemente

½ tazza di mais dolce

1 peperone rosso di medie dimensioni

Una manciata di menta tritata

2 cucchiai di olio extra vergine di oliva

1 cucchiaio di aceto di mele

Sale qb

**Preparazione:**

Mettere il riso in una pentola profonda. Aggiungere 3 tazze di acqua e portare ad ebollizione. Ridurre il fuoco, coprire e cuocere a fuoco lento fino a quando l'acqua evapora. Togliere dal fuoco e lasciar raffreddare.

Unire gli ingredienti in una ciotola capiente. Aggiungere olio d'oliva, aceto di mele, e un po' di sale a piacere. Mescolare bene per unire.

Servire freddo.

Informazioni nutrizionali per porzione: Kcal: 395 Proteine: 2g, Carboidrati: 38g, Grassi: 18g

## 33.    Insalata della verdura fresca

**Ingredienti:**

2 etti di lattuga, tritata grossolanamente

1 cipolla, pelata e affettata

1 pomodoro di medie dimensioni, tritato

Una manciata di fagioli di soia, sgocciolati

3 cucchiai di olio extra vergine di oliva

1 cucchiaio di aceto di mele

1 cucchiaino di rosmarino fresco tritato finemente

¼ di cucchiaino di sale

**Preparazione:**

In una piccola ciotola unire l'olio d'oliva con l'aceto di mele, rosmarino e sale. Mescolare bene per unire.

Mettere le verdure in una ciotola capiente. Aggiungere i fagioli di soia e irrorare con la marinata.

Servire freddo.

Informazioni nutrizionali per porzione: Kcal: 145 Proteine: 19g, Carboidrati: 14g, Grassi: 11g

## 34.    Insalata alle carote dolci

**Ingredienti:**

1 carota di medie dimensioni, affettata

2 etti di spinaci baby

1 pomodoro di medie dimensioni, finemente tritato

2 etti spaghetti di riso, cotti

1 pomodoro piccolo, tritato finemente

¼ tazza di mirtilli freschi

Per il condimento:

¼ tazza di miele

¼ tazza di succo di lime fresco

1 cucchiaino di senape di Dijon

¼ cucchiaio di cumino macinato

**Preparazione:**

Immergere gli spaghetti di riso in acqua per circa 15 minuti. Scolare e trasferire in una ciotola.

Aggiungere gli spinaci tritati, pomodoro, carota a fette, e mirtilli. Mescolare per amalgamare.

In un'altra ciotola, unire gli ingredienti della marinata e mescolare bene. Cospargere l'insalata.

Servire.

Informazioni nutrizionali per porzione: Kcal: 98 Proteine: 4,5 g, Carboidrati: 19g, Grassi: 6g

## 35.    Insalata primavera con olive nere

**Ingredienti:**

5 pomodorini

Una manciata di olive nere

1 cipolla di medie dimensioni, pelata e affettata

2 ravanelli, a fette

Una manciata di valeriana

2 cucchiai di succo di lime appena spremuto

3 cucchiai di olio extra vergine di oliva

Sale qb

**Preparazione:**

Mettere le verdure in una ciotola capiente. Aggiungere l'olio d'oliva, succo di lime fresco e un po' di sale a piacere. Mescolare per amalgamare.

Informazioni nutrizionali per porzione: Kcal: 41 Proteine: 1g, Carboidrati: 7g, Grassi: 4g

## 36.   Insalata di fagiolini

**Ingredienti:**

900 grammi di fagiolini

¼ tazza di olio extra vergine di oliva

2 spicchi d'aglio, schiacciati

1 cucchiaio di succo di lime

**Preparazione:**

Far bollire una pentola d'acqua e aggiungere un cucchiaino di sale e i fagiolini. Cuocere finché sono teneri. Lavare e scolare.

Nel frattempo, unire l'aglio schiacciato con olio d'oliva e succo di lime. Versare sopra i fagioli e servire.

Informazioni nutrizionali per porzione: Kcal: 138 Proteine: 5g, Carboidrati: 18g, Grassi: 6.7g

## 37.   Insalata di lampone

**Ingredienti:**

Una manciata di lattuga, a pezzi

1 cucchiaio di semi di zucca

1 tazza di lamponi freschi

1 cucchiaio di rosmarino fresco tritato

2 cucchiai di succo di lime fresco

1 cucchiaino di cumino

1 cucchiaino di sciroppo di agave

**Preparazione:**

Unire la lattuga con semi di zucca e lamponi in una ciotola. In un'altra ciotola, unire lo sciroppo d'agave con succo di lime, cumino e rosmarino fresco. Spruzzare sopra l'insalata e servire.

Informazioni nutrizionali per porzione: Kcal: 29 Proteine: 4g, Carboidrati: 10 g, Grassi: 3g

## 38.   Pomodorini con broccoli

**Ingredienti:**

2 tazze di broccoli, tagliati a metà

2 grossi pomodori, tritati grossolanamente

2 cucchiai di olio d'oliva

1 cucchiaio di insalata condita a scelta (io uso prezzemolo)

Sale qb

3 tazze di acqua

**Preparazione:**

Portare l'acqua a bollore in una pentola profonda. Aggiungere i broccoli e cuocere per circa 20 minuti, o fino a quando diventano morbidi. Si può provare con una forchetta. Togliere dal fuoco e scolare. Lasciar raffreddare per un po' e poi tagliare ogni broccolo a metà. Lavare e tritate grossolanamente i pomodori. Mescolare con i broccoli in una ciotola e condire con olio d'oliva e insalata.

È possibile aggiungere un paio di spicchi d'aglio, ma è opzionale.

Informazioni nutrizionali per porzione: Kcal: 88 Proteine: 7g, Carboidrati: 31g, Grassi: 12g

## 39.  Insalata di mare

**Ingredienti:**

1 confezione piccola di frutti di mare misti surgelati

1 cucchiaio di olio d'oliva

1 piccola cipolla

1 tazza di pomodorini

1 cucchiaino di rosmarino tritato, secco

1 cucchiaio di mais dolce

¼ di cucchiaino di sale

1 cucchiaio di succo di limone appena spremuto

**Preparazione**

Far scaldare l'olio in una casseruola. Friggere il pesce congelato per circa 15 minuti, a media temperatura (provare il polpo, in genere richiede più tempo). È possibile aggiungere un po' d'acqua se necessario - circa ¼ di tazza sarà sufficiente. Mescolare di tanto in tanto. Togliere dal tegame e lasciar raffreddare per circa un'ora.

Nel frattempo, tritare le verdure in pezzi molto piccoli. In una grande ciotola, unire le verdure con mais, frutti di mare e condire con sale, rosmarino e succo di limone.

Informazioni nutrizionali per porzione: Kcal: 315 Proteine: 27g, Carboidrati: 15 g, Grassi: 12g

## 40.     Insalata alla senape

**Ingredienti:**

2 etti di tarassaco fresco, tritato grossolanamente

1 pomodoro, tritato finemente

½ bicchiere di succo di limone fresco

1 cucchiaio di senape

Sale marino qb

**Preparazione:**

Tritare grossolanamente la parte verde del dente di leone e metterlo in una ciotola. Versare il succo di limone su di esso e lasciar riposare per circa 30 minuti. Rimuovere dalla ciotola e scolare. Aggiungere il pomodoro tritato e la senape. Aggiustare di sale e con un cucchiaino di aceto di mele. Servire subito.

Informazioni nutrizionali per porzione: Kcal: 31 Proteine: 2.3g, Carboidrati: 7.1g, Grassi: 0.5g

## Ricette per spuntini

## 41. Purea di fagiolini

**Ingredienti:**

4 etti di fagiolini freschi

Spezie a scelta

**Preparazione:**

Pulire i fagiolini e metterli in una pentola. Aggiungere abbastanza acqua e cuocere finché sono teneri. Togliere dal fuoco e risciacquare bene sotto l'acqua fredda. Mettere in un frullatore e mescolare fino a rendere l'impasto omogeneo. Condire con alcune spezie a scelta e servire caldo.

Informazioni nutrizionali per porzione: Kcal: 35 Proteine: 2.5g, Carboidrati: 8g, Grassi: 0.3g

## 42.    Zuppa di broccoli

**Ingredienti:**

500 grammi di broccoli freschi

Una manciata di prezzemolo fresco tritato

1 cucchiaino di timo secco

1 cucchiaio di succo di limone fresco

¼ cucchiaino di peperoncino in polvere

**Preparazione:**

Mettere i broccoli in una pentola profonda e versare acqua sufficiente per coprirli. Portare ad ebollizione e cuocere finché sono teneri. Togliere dal fuoco e scolare. Trasferire in un robot da cucina. Aggiungere prezzemolo fresco, timo, e circa ½ tazza di acqua. Frullare fino ad ottenere un impasto omogeneo. Rimettere in pentola e aggiungere un po' di acqua. Portare ad ebollizione e cuocere per alcuni minuti, a temperatura minima. Cospargere di peperoncino e aggiungere il succo di limone fresco. Servire caldo.

Informazioni nutrizionali per porzione: Kcal: 19 Proteine: 1,6 g, Carboidrati: 3.7g, Grassi: 0,2 g

## 43.   Purè di broccoli con la menta

**Ingredienti:**

8 etti di broccoli, tritati

1 tazza di latte di cocco

1 cucchiaio di estratto di vaniglia

1 cucchiaino di menta secca (o qualsiasi altro condimento a piacere)

**Preparazione:**

Mettere i broccoli in una pentola profonda. Aggiungere acqua sufficiente a coprirli. Portare ad ebollizione e cuocere per 15-20 minuti, o fino a quando saranno morbidi. Una volta fatto, scolare e trasferire in un robot da cucina. Aggiungere la menta secca, latte di cocco, e l'estratto di vaniglia. Tritare per mescolare. Se l'impasto è troppo denso, è possibile aggiungere un po' di latte di cocco.

Informazioni nutrizionali per porzione: Kcal: 32 Proteine: 17g, Carboidrati: 8g, Grassi: 5g

## 44.    Zuppa di cavolfiore

**Ingredienti:**

2 etti di cavolfiore (deve essere pesato crudo)

1 cucchiaino di menta fresca, tritata finemente

¼ cucchiaino di coriandolo secco, schiacciato

Pepe qb

Acqua

**Preparazione:**

Mettere il cavolfiore e coriandolo secco in una pentola profonda. Aggiungere acqua sufficiente a coprire e portare ad ebollizione. Far cuocere per circa 10-15 minuti. Togliere dal fuoco.

Frullare la zuppa con il frullatore a immersione. Aggiungere un po' di pepe e guarnire con menta fresca. Servire caldo.

Informazioni nutrizionali per porzione: Kcal: 17 Proteine: 2g, Carboidrati: 4g, Grassi: 1g

## ALTRI TITOLI DELL'AUTORE

70 Effective Meal Recipes to Prevent and Solve Being Overweight: Burn Fat Fast by Using Proper Dieting and Smart Nutrition

By

Joe Correa CSN


48 Acne Solving Meal Recipes: The Fast and Natural Path to Fixing Your Acne Problems in Less Than 10 Days!

By

Joe Correa CSN


41 Alzheimer's Preventing Meal Recipes: Reduce or Eliminate Your Alzheimer's Condition in 30 Days or Less!

By

Joe Correa CSN


70 Effective Breast Cancer Meal Recipes: Prevent and Fight Breast Cancer with Smart Nutrition and Powerful Foods

By

Joe Correa CSN

www.ingramcontent.com/pod-product-compliance
Lightning Source LLC
Chambersburg PA
CBHW062152020426
42334CB00020B/2571